W0384808

so schön Mama

KUNSTMANN

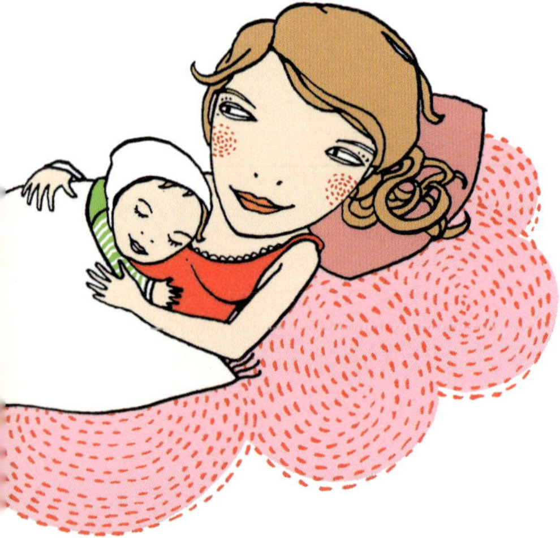

Silke Schmidt
Doris Knecht

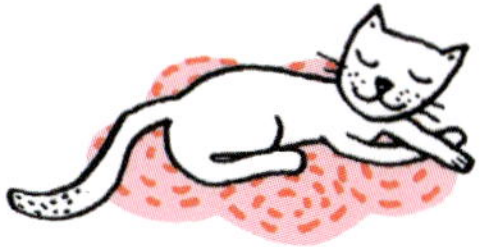

so schön Mama

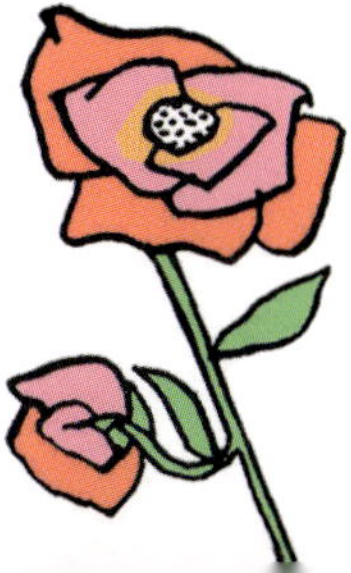

Versuchen Sie nicht, perfekt zu sein!

Erstens: Sowieso keine Chance. Zweitens: Wen interessiert's? Dem Baby ist es egal: Solange Sie es lieben (worin Sie so oder so perfekt sind) und den Rest so gut machen, wie Sie können, ist alles in bester Ordnung. Seien Sie nicht zu streng mit sich: Jede Mutter schmeißt einmal die Nerven weg. Jede Mutter vergisst einmal, was eigentlich richtig wäre. Schlechtes Gewissen? Ach was. Sollen andere haben.

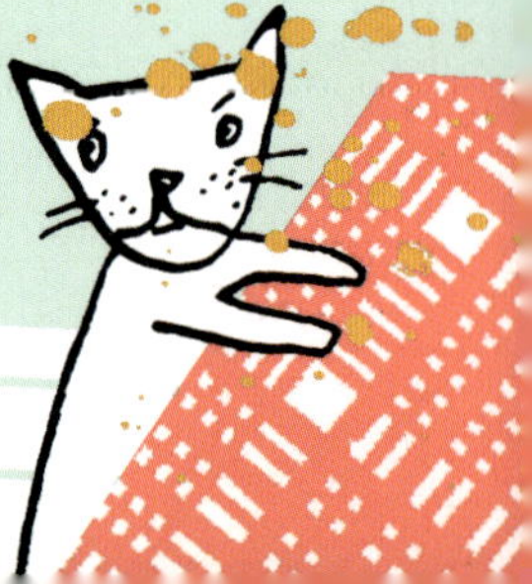

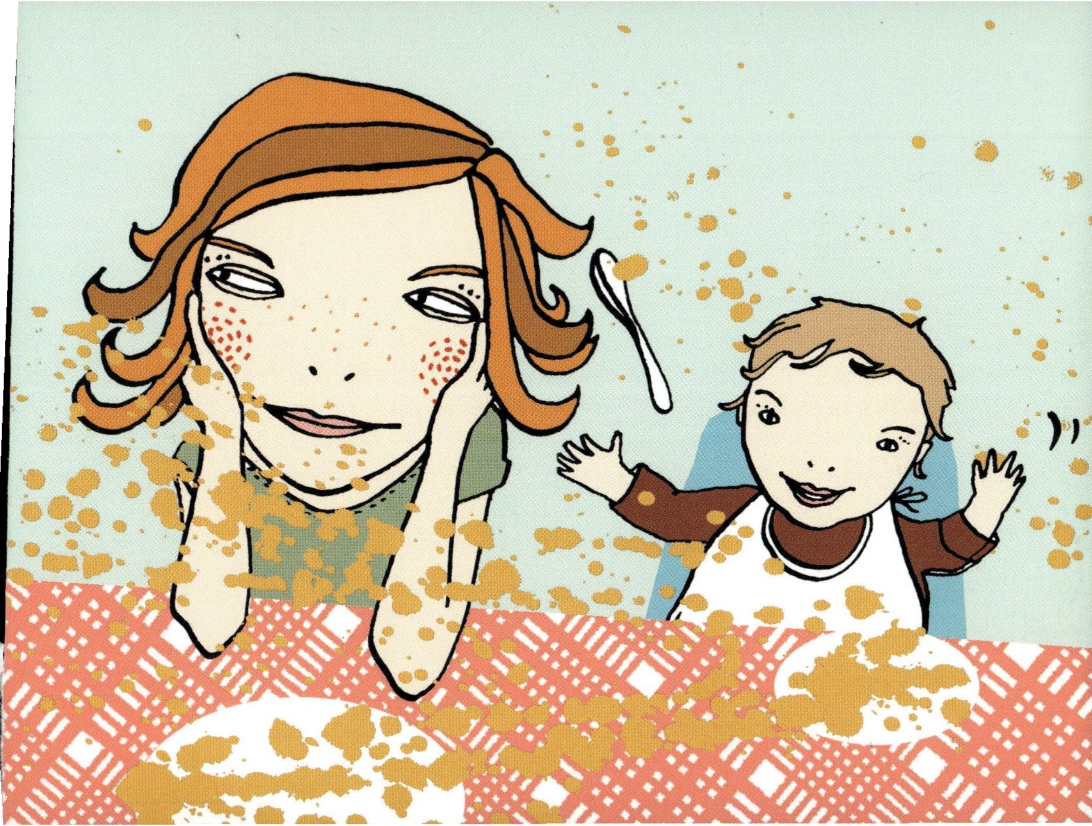

Rotten Sie sich zusammen!

Wenn man gerade durch die spektakulärste Zeit des Lebens geht, dann besser nicht allein. Gut, dass es die Natur so eingerichtet hat, dass Neumütter andere Neumütter magnetisch anziehen: Rotten Sie sich zusammen. Im Mütterrudel ist vieles einfacher. Man tritt selbstbewusster auf, was wichtig ist, weil einen die meisten Mitmenschen gerade anstrengend, laut und überhaupt störend finden. Und: Im Rudel wird Ihnen keiner einreden wollen, es gäbe auf der Welt noch Wichtigeres als Babys. Pah.

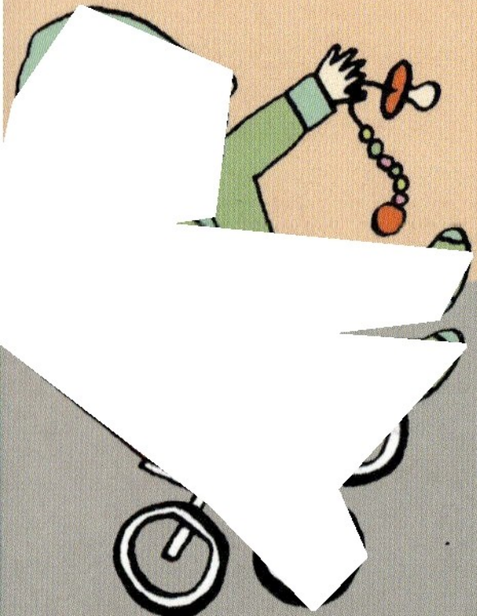

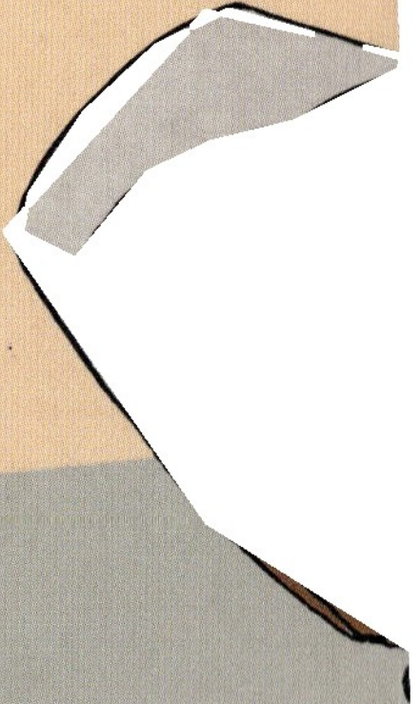

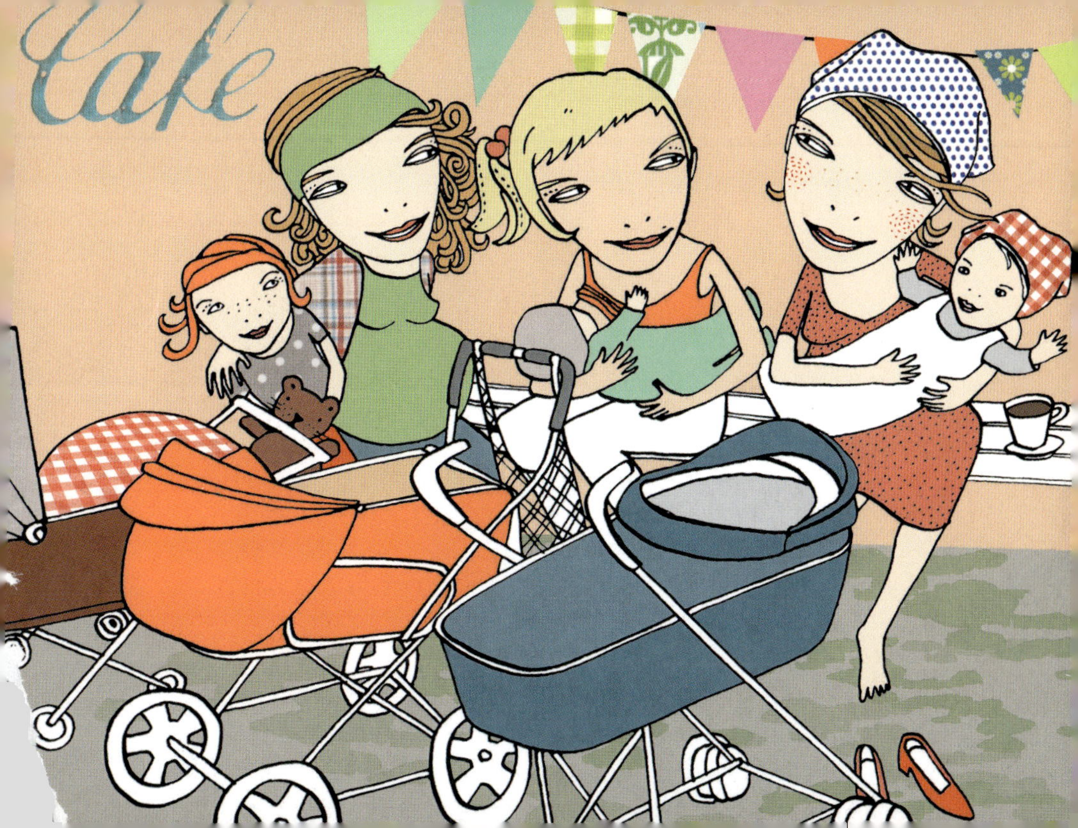
Cafe

Hören Sie nicht auf alle Ratschläge!

Die Ohren werden Ihnen schlackern, so viele Ratschläge bekommen Sie: Weil jede Mutter naturgemäß eine Expertin ist. Jede weiß, wie es am besten geht. Aber: Sie wissen es auch. Hören Sie sich die guten Tipps an; dann hören Sie auf Ihr Baby und in sich hinein: Passt das zu mir, zu meinem Kind, zu unserem Leben? Muss ich das, brauch ich das? Wenn ja, dann ja. Wenn nein, treten Sie es gelassen in den Eimer.

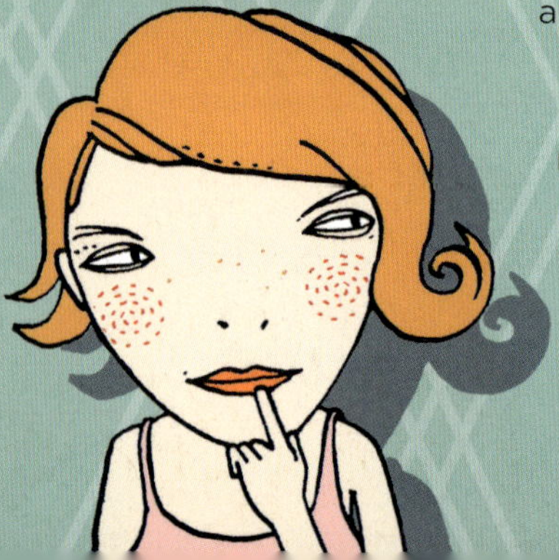

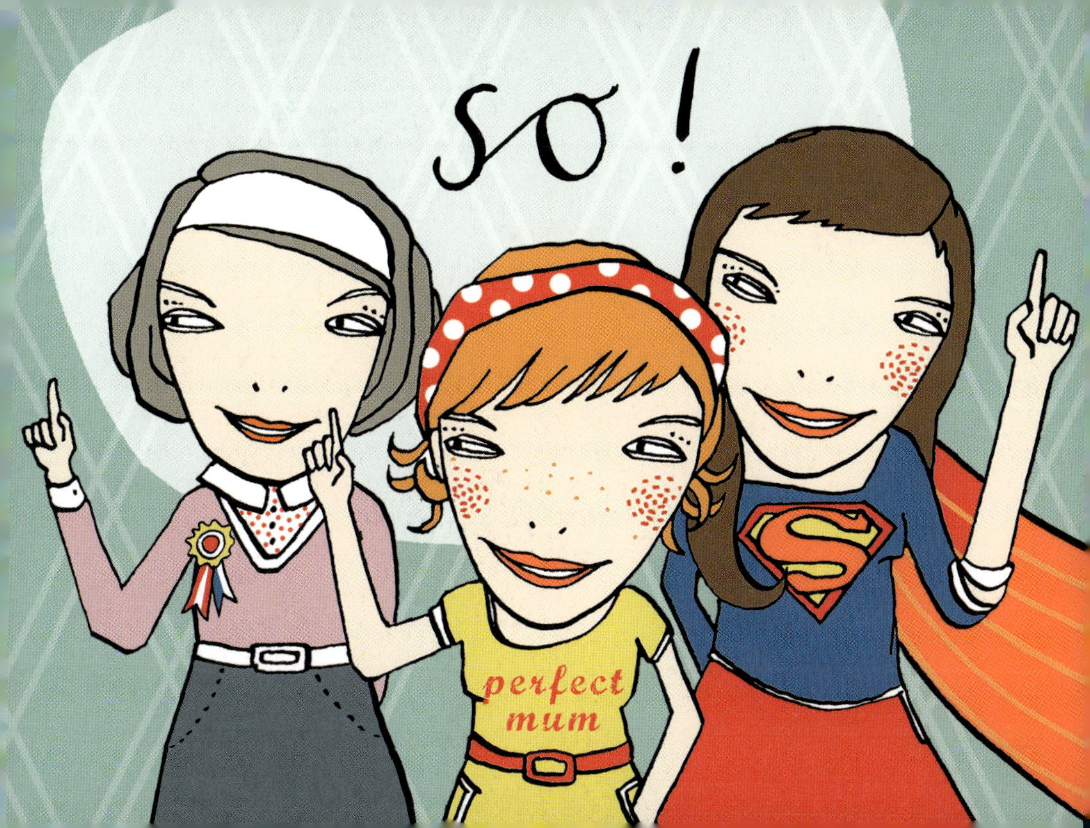
so!
perfect mum

Lassen Sie das Baby Mittelpunkt der Welt sein!

Das Baby frisst Sie auf, inhaliert all Ihre Aufmerksamkeit und Energie, saugt Sie buchstäblich aus? Genau. Das ist sein Job; so steht es in der Betriebsanleitung. Es kann nichts anderes, und es hat nur das, was Sie ihm geben. Es braucht Sie, wie Sie noch nie jemand gebraucht hat: Sehen Sie das als Privileg, genießen Sie es. Bald wird es selbständig werden, bald wird es seine Liebe auch anderen schenken. Aber jetzt sind Sie sein Nabel der Welt – und umgekehrt.

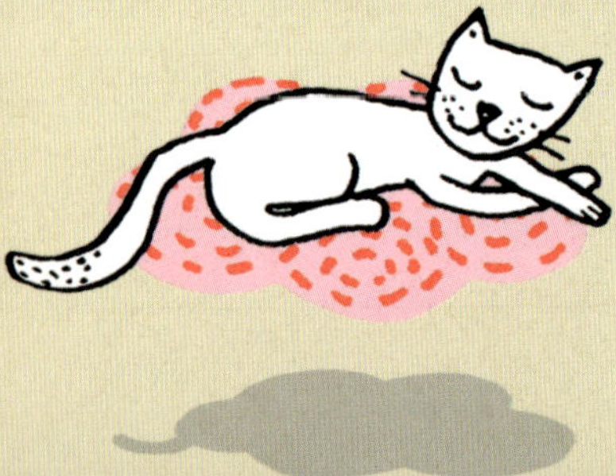

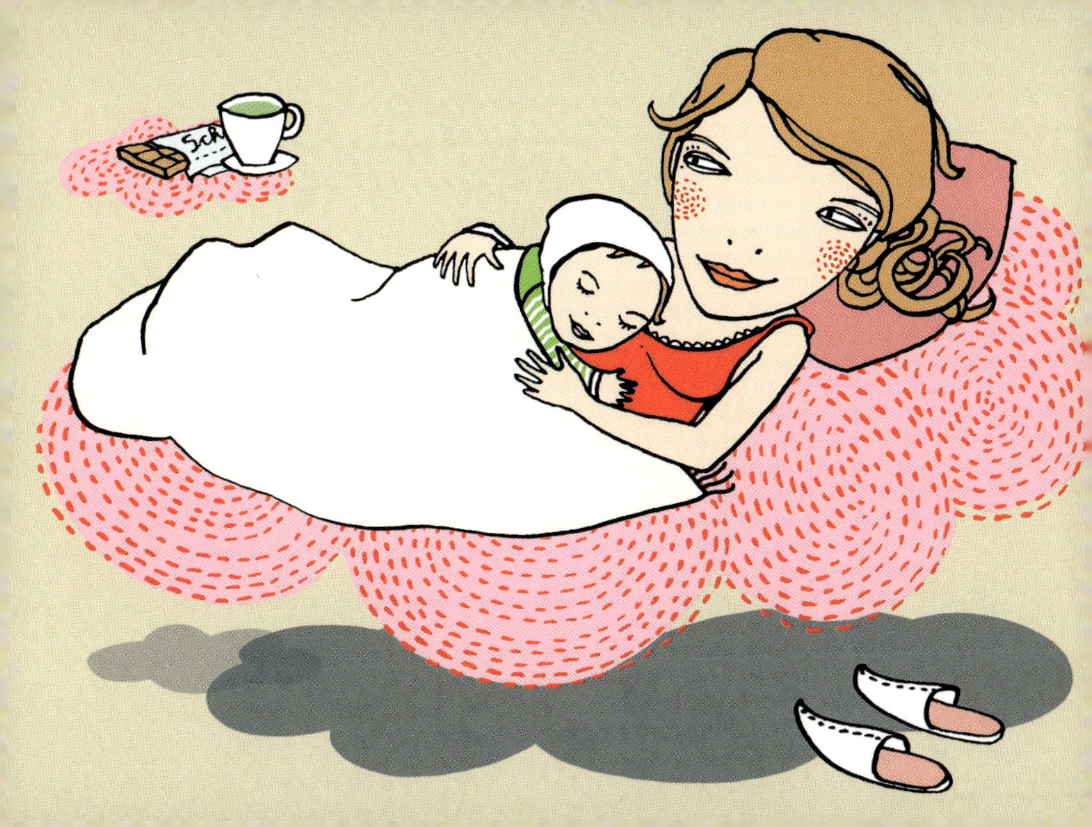

Schalten Sie ab!

Raus den Stecker. Ja, den. Und jetzt Handy abschalten: Bravo. Seien Sie ruhig einmal unsichtbar, unerreichbar, gar nicht da. Da ist sowieso schon jemand, der Sie pausenlos und vollumfänglich braucht. Die anderen, Freunde, Verwandte, kommen jetzt einmal ganz gut ohne Sie aus. Hier, das Notebook mit der Mailbox müssen Sie noch zuklappen. Ja, gut so.

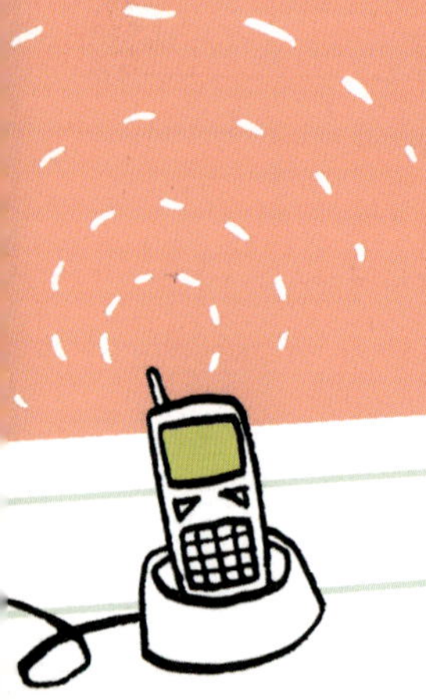

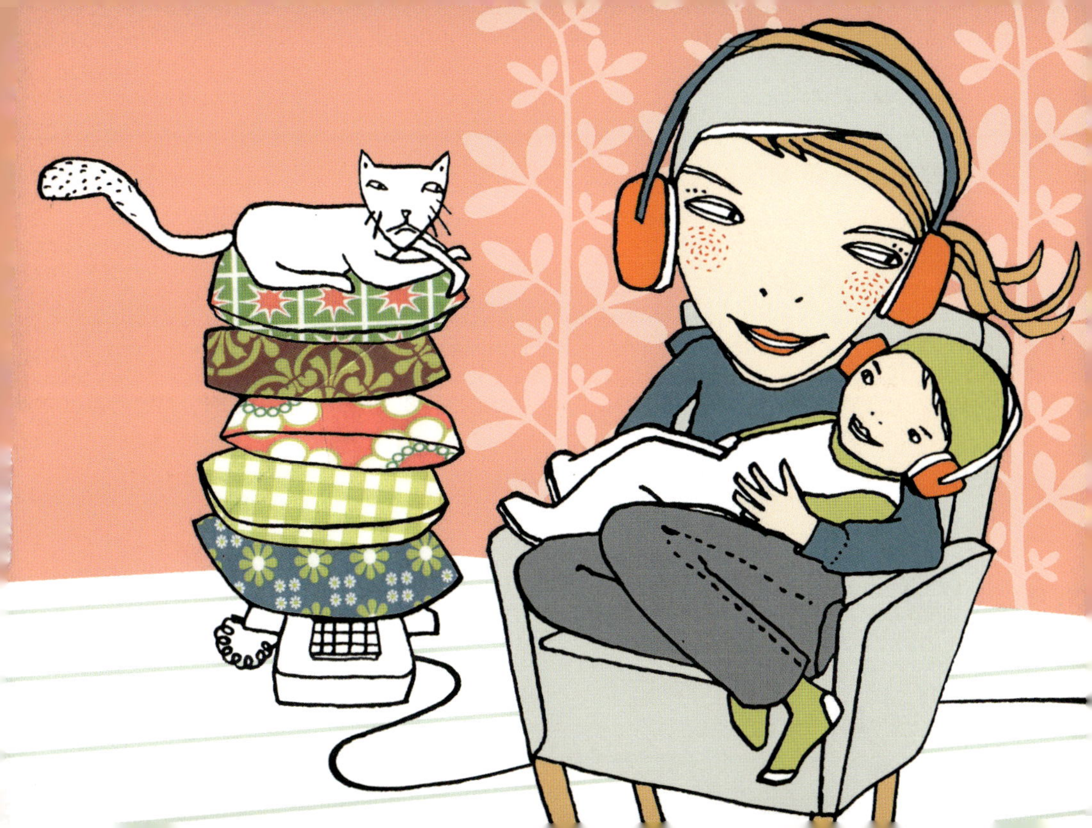

Singen Sie!

Das ist einmal eine gute Alternative zum Duschvorhang: Ein echter Zuhörer aus Fleisch und Blut, der sich allerdings, anders als andere, nicht über die Qualität von Werkauswahl, Intonation und Vortrag beschwert. Versuchen Sie sich ruhig auch einmal wieder an Ihrem Instrument, das seit Jahren unbespielt im Schrank liegt: Babys lieben singende, klingende Mütter; und sie finden alles großartig, was der Mutter an Geräuschen entfleucht. Es lacht? Nehmen Sie es als Kompliment.

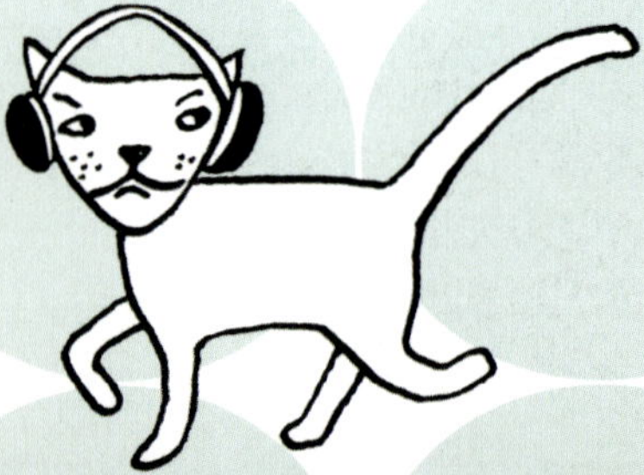

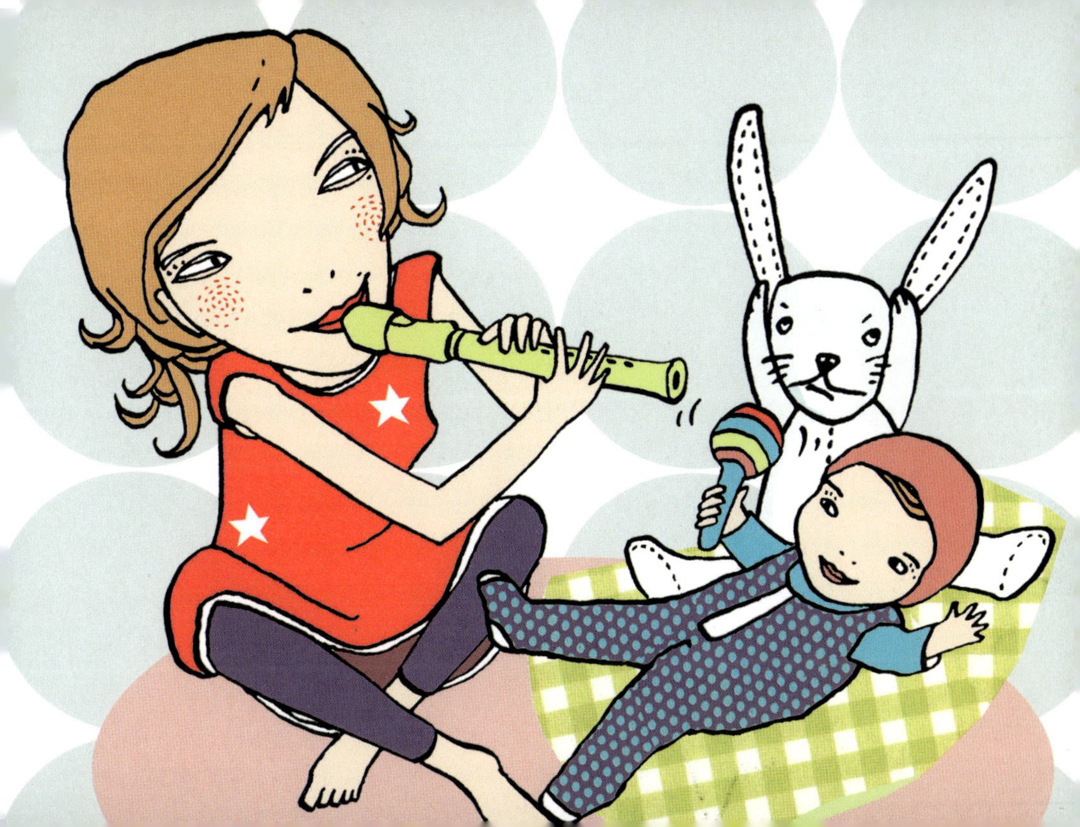

Lernen Sie kochen!

Ein Baby ist eine Lizenz zum Zerkochen: Es fängt mit dem Essen genauso klein an wie ein Anfänger am Herd. Man lernt: Ah, so lange braucht eine Nudel, bis sie zu Brei zerkocht ist (mit diesem Wissen gelingt Ihnen bald super Pasta), und so lange Reis (der erste Schritt zum perfekten Risotto). Und da schau her: So entsteht Suppe – dafür kann man die merkwürdigen Knollen aus dem Biokisterl brauchen! Kochen Sie: Denn nur wer es selbst hineintut, weiß sicher, was drin ist.

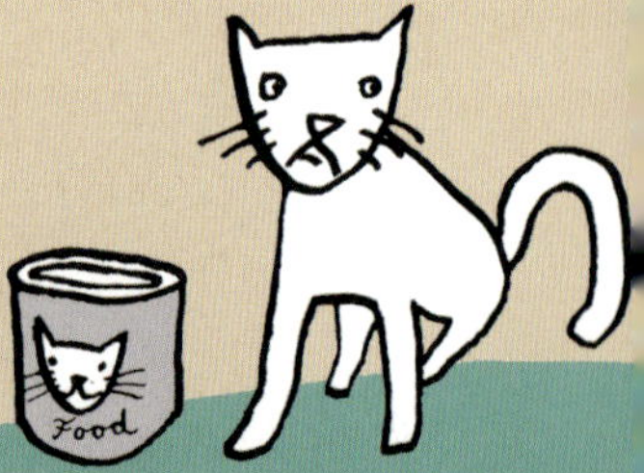

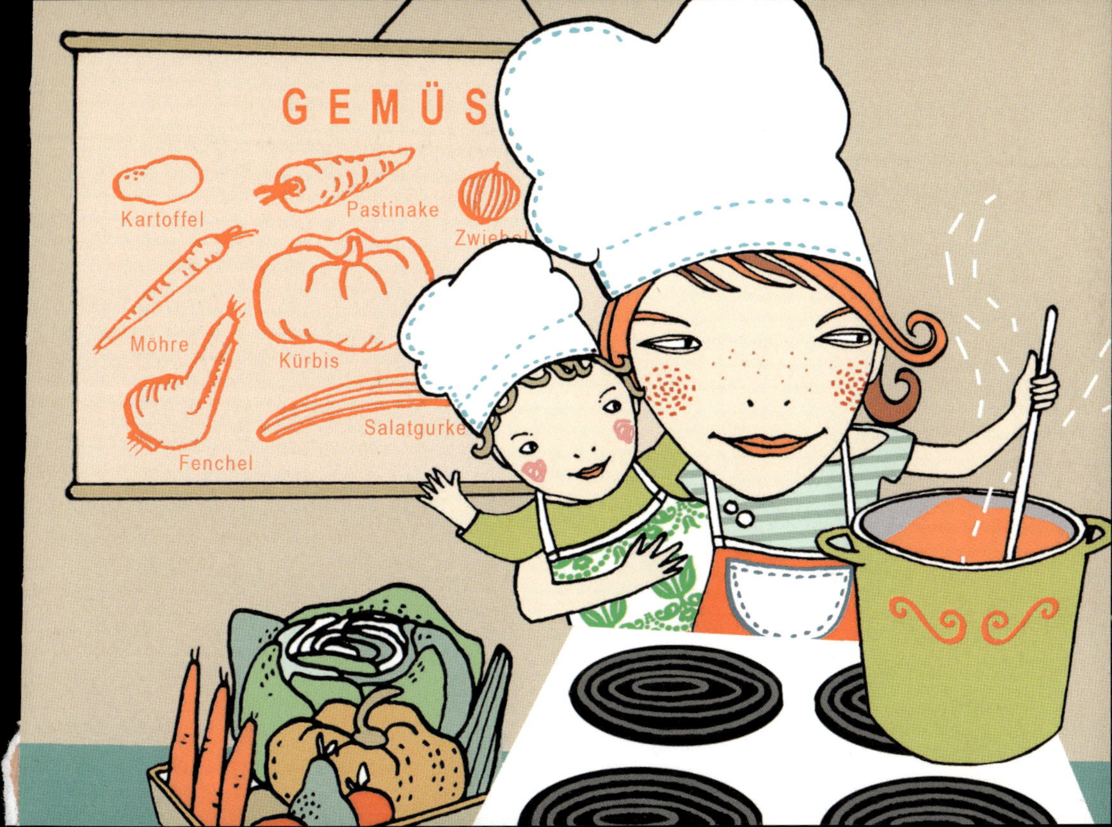
GEMÜS
Kartoffel
Pastinake
Möhre
Kürbis
Salatgurke
Fenchel

Bauen Sie den Vater ein!

So einer da ist: Vergessen Sie nicht auf den Vater. Es ist auch sein Baby. Lassen Sie ihn mitmachen, beziehen Sie ihn ein. Reißen Sie bloß nicht alles an sich: Das rächt sich. Erstens, weil Männer sich an derlei blitzschnell gewöhnen. Zweitens können es Väter erstaunlicherweise fast so gut wie man selber, wenn man sie lässt. Drittens ist es gut für Ihr Baby und gut für Sie, wenn da zwei sind, die sich verantwortlich fühlen. Teilen Sie also: Wir leben im 21. Jahrhundert, das geht völlig ok.

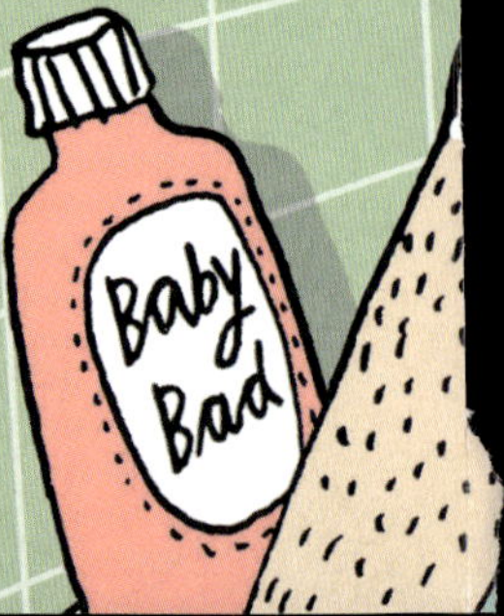

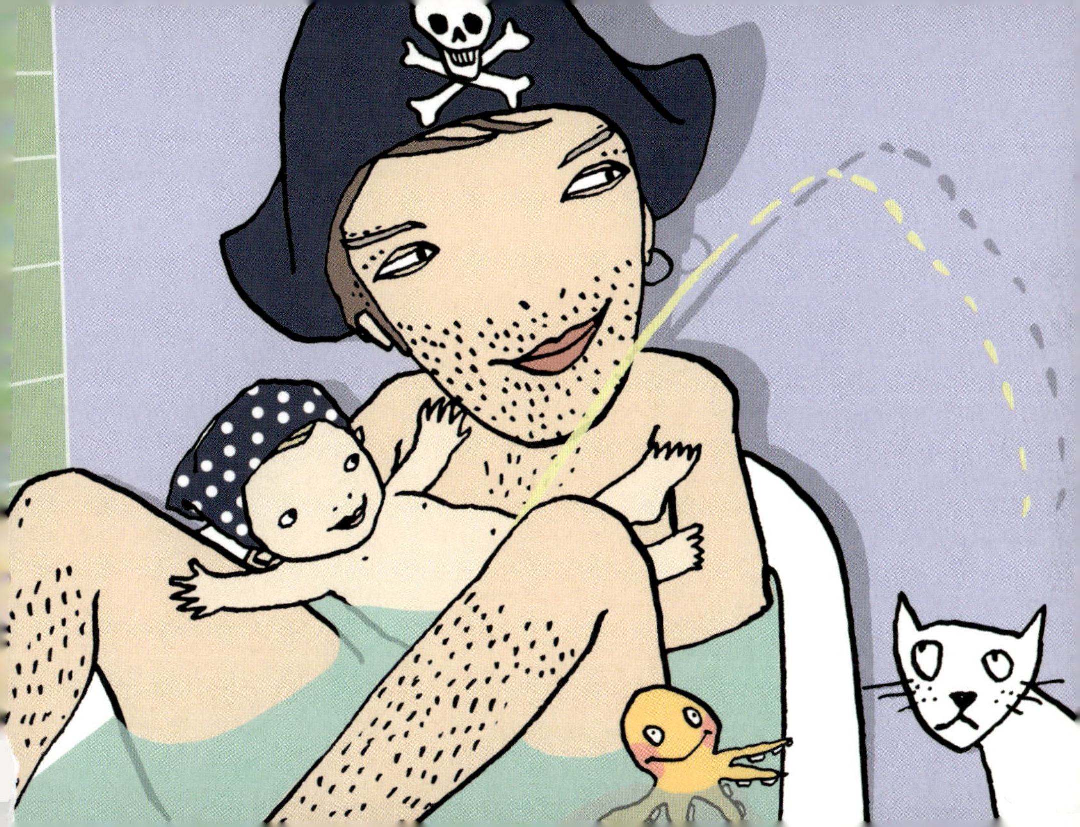

Lassen Sie es liegen!

Jetzt heißt es: Prioritäten setzen. Und die reihen sich am Anfang so: Das Baby. Das Baby. Das Baby. Sie. Das Baby. Falls vorhanden, der Mann. Das Baby. Und irgendwo dahinter die Erinnerung, dass bei Ihnen daheim einmal alles perfekt organisiert, aufgeräumt und sauber war. Das wird es auch wieder sein. Aber nicht jetzt. Wenn Sie sich etwas Gutes tun wollen: Verscheuchen Sie Ihre Perfektionsansprüche – weg damit! Und sehen Sie gelassen dem Stress nach: Da, er geht gleich mit.

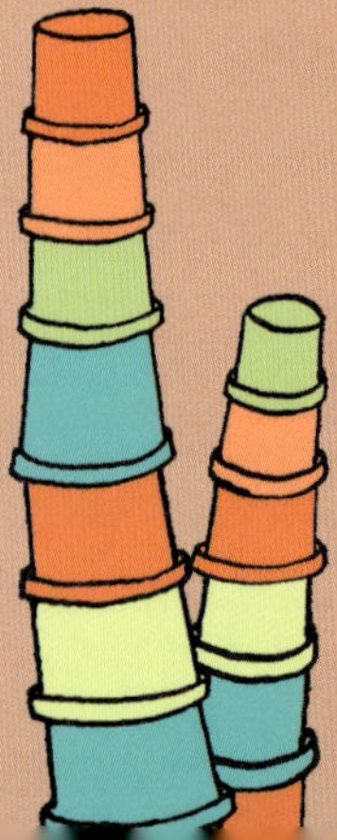

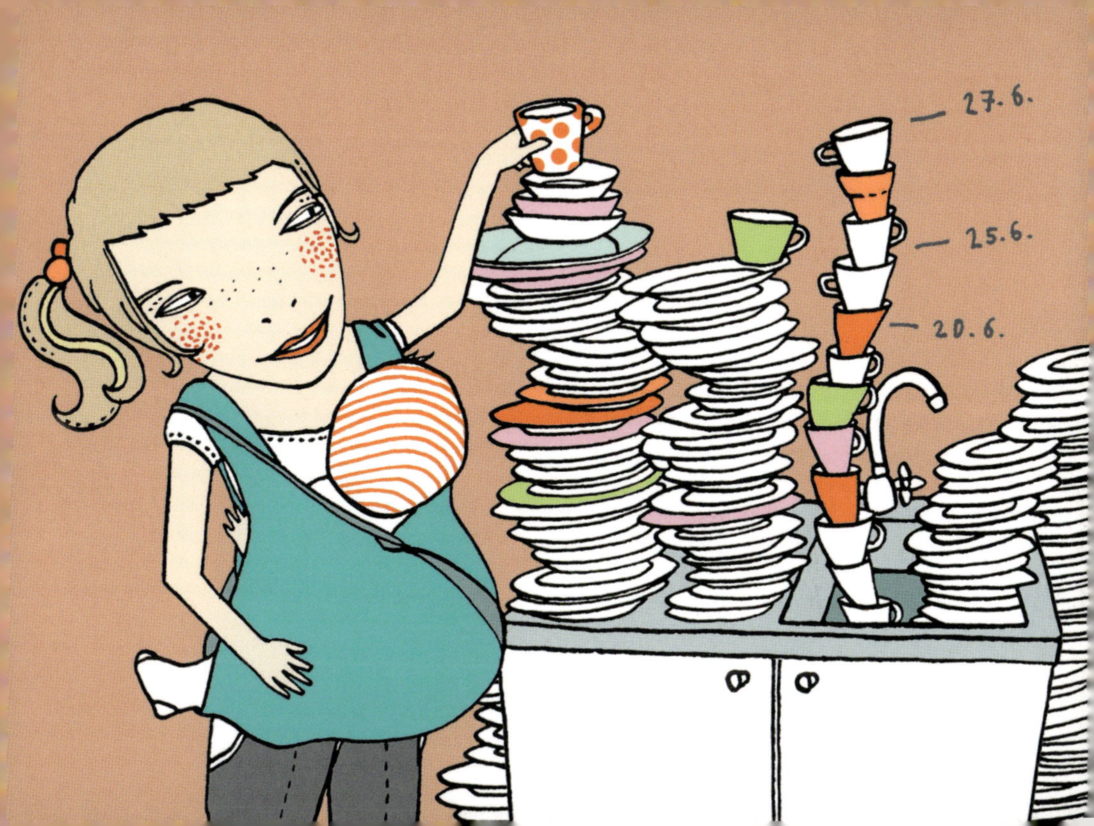
27.6.
25.6.
20.6.

Spazieren Sie es weg!

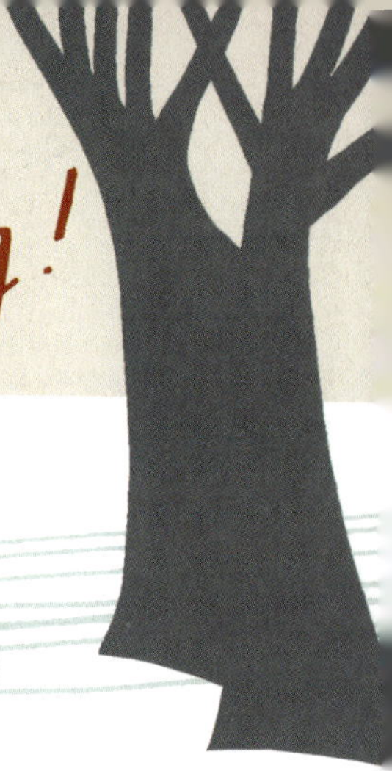

Zwei Dinge hat die Neumutterschaft fast immer im Gepäck: Ein bisschen übrigen Schwangerschaftsspeck und hin und wieder tüchtig Frust, weil immer irgendwas schwieriger, anstrengender, anders ist als geplant. Packen Sie das Baby in den Kinderwagen: Gehen Sie. Spazieren Sie es weg: Lange Spaziergänge helfen gegen schlechte Stimmung genauso wie gegen hartnäckige Die-müssen-weg-Kilos. Und sie machen Sie fit für die nächste Frust-Attacke. Die kommt zuverlässig. Aber Sie haben ja Beine.

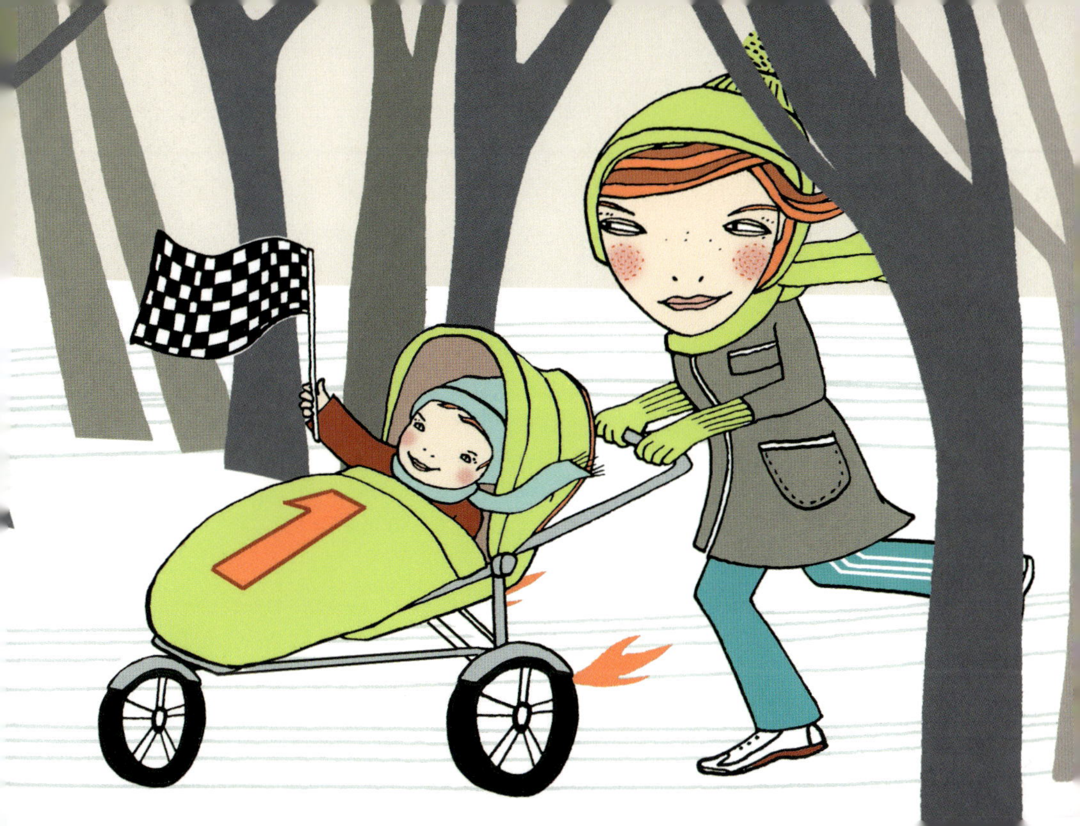

Lassen Sie sich helfen!

Es ist kein Zeichen von Schwäche, wenn Sie Hilfsangebote jetzt annehmen: Sie sind das nicht gewohnt? Ok. Aber Sie befinden sich in einer außergewöhnlich anstrengenden Situation, die ungewohnte Maßnahmen erlaubt. Also, lassen Sie sich helfen. Klar, Sie können natürlich alles alleine schaffen – aber Sie müssen nicht. Geben Sie was ab: Es bleibt noch genug für Sie übrig, garantiert.

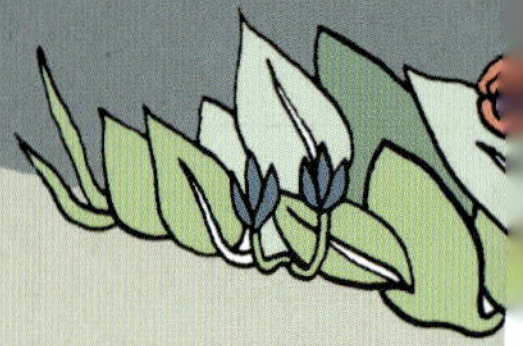

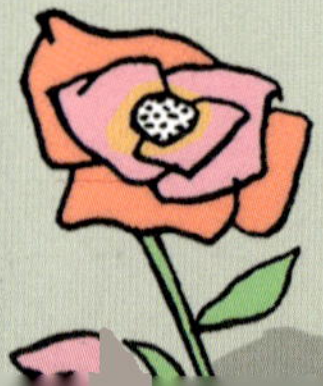

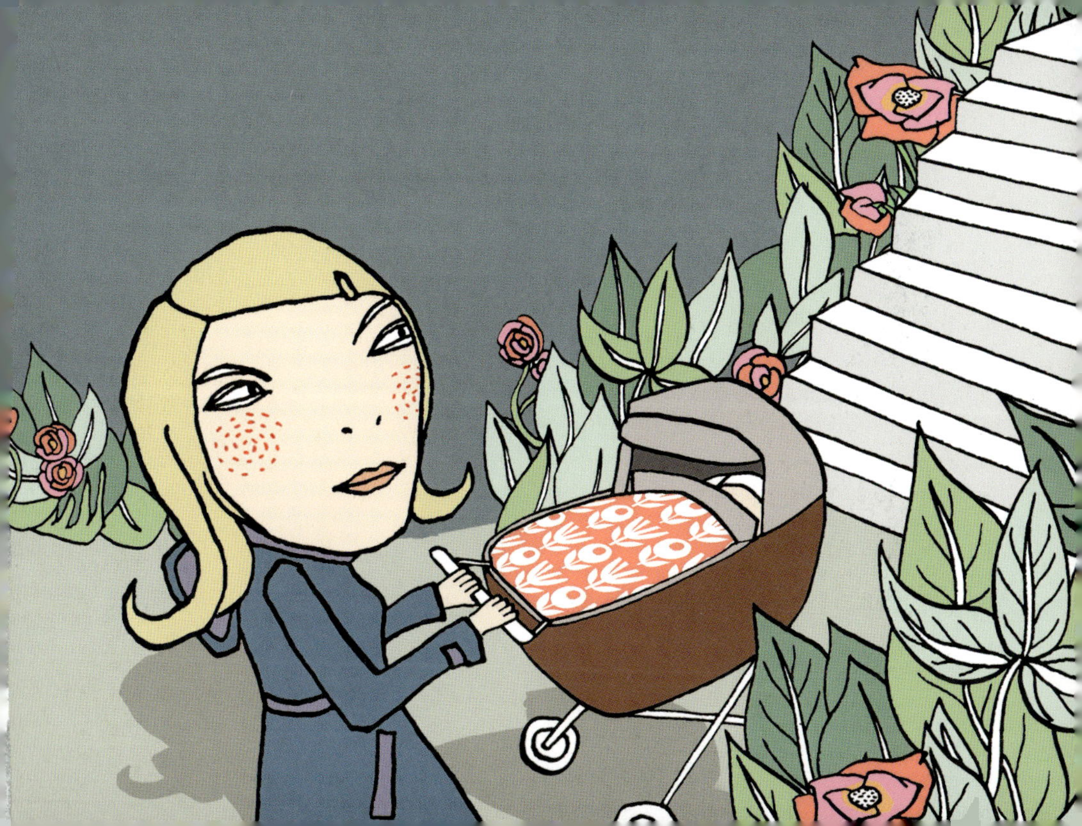

Gönnen Sie sich was!

Sie haben eine Belohnung verdient, keine Frage. Die Anstrengung, die Schlaflosigkeit, die Immerverfügbarkeit: Das schreit nach Ausgleich. Egal ob Sie Ihr Glück in Wellnesshotels (mit Kinderbetreuung!) finden oder bei einem Punkrock-Konzert oder in einer Badewanne voller belgischer Pralinés oder in diesem Paar perfekter Schuhe: Verwöhnen Sie sich damit, gönnen Sie sich was. Das ist nur gerecht: Wer, wenn nicht Sie, hat es verdient? Na eben.

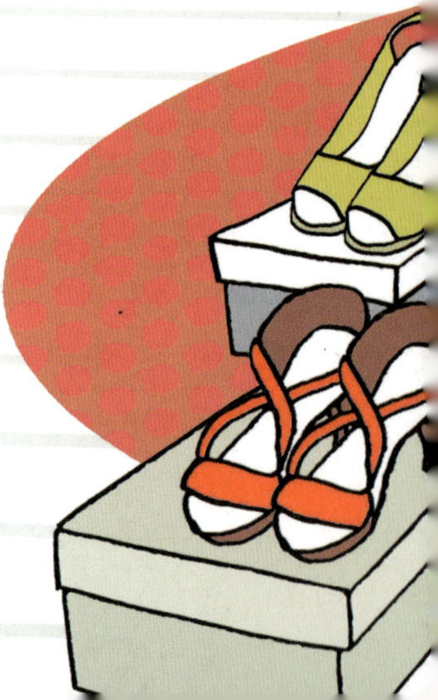

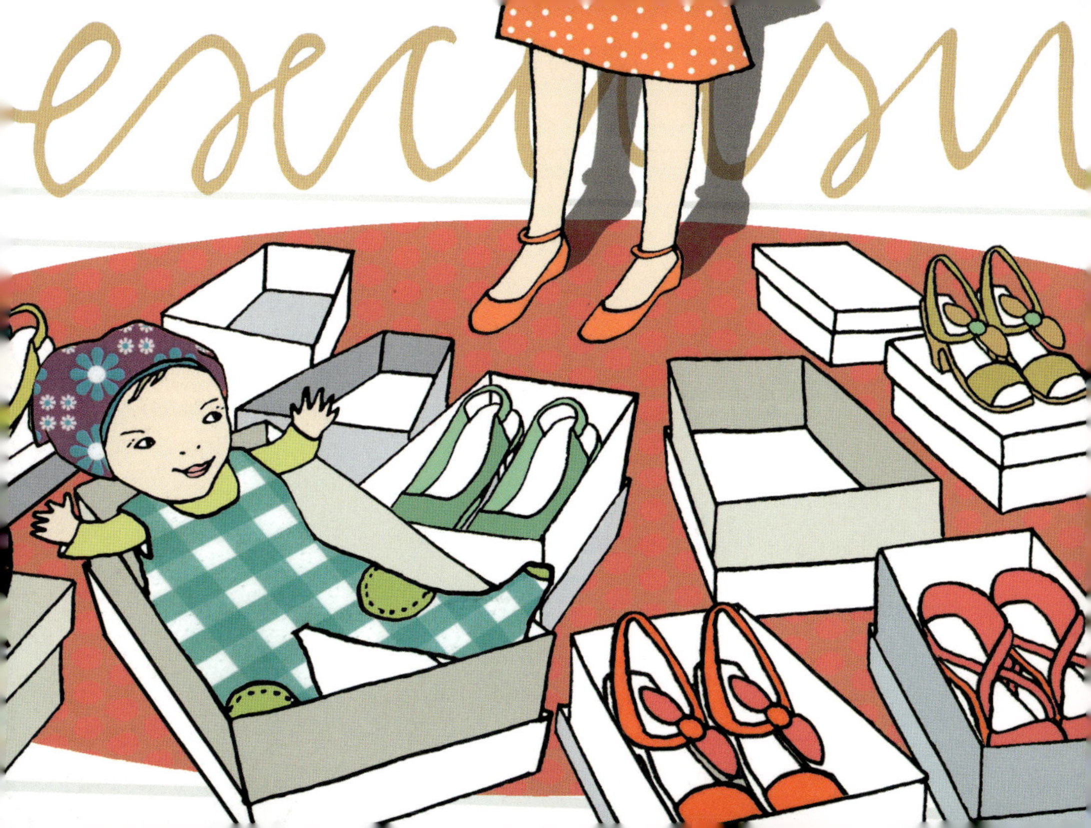

Bringen Sie Ihrem Baby bei, allein zu schlafen!

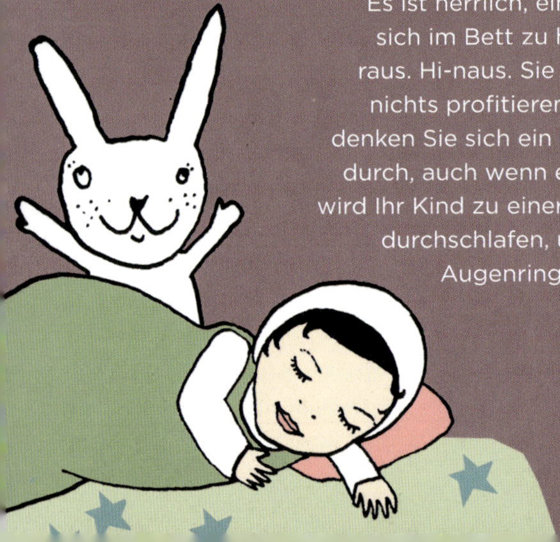

Es ist herrlich, ein Neugeborenes ein paar Monate bei sich im Bett zu haben, aber dann muss es unbedingt raus. Hi-naus. Sie werden das nicht bereuen, denn von nichts profitieren Sie mehr. Kaufen Sie ein Babyphon, denken Sie sich ein Gute-Nacht-Ritual aus und ziehen es durch, auch wenn es Ihnen am Anfang schwerfällt. Bald wird Ihr Kind zu einer bestimmten Zeit ein- und die Nacht durchschlafen, und das wird so bleiben. Gute Nacht, Augenringe, guten Morgen, Ausgeschlafenheit.

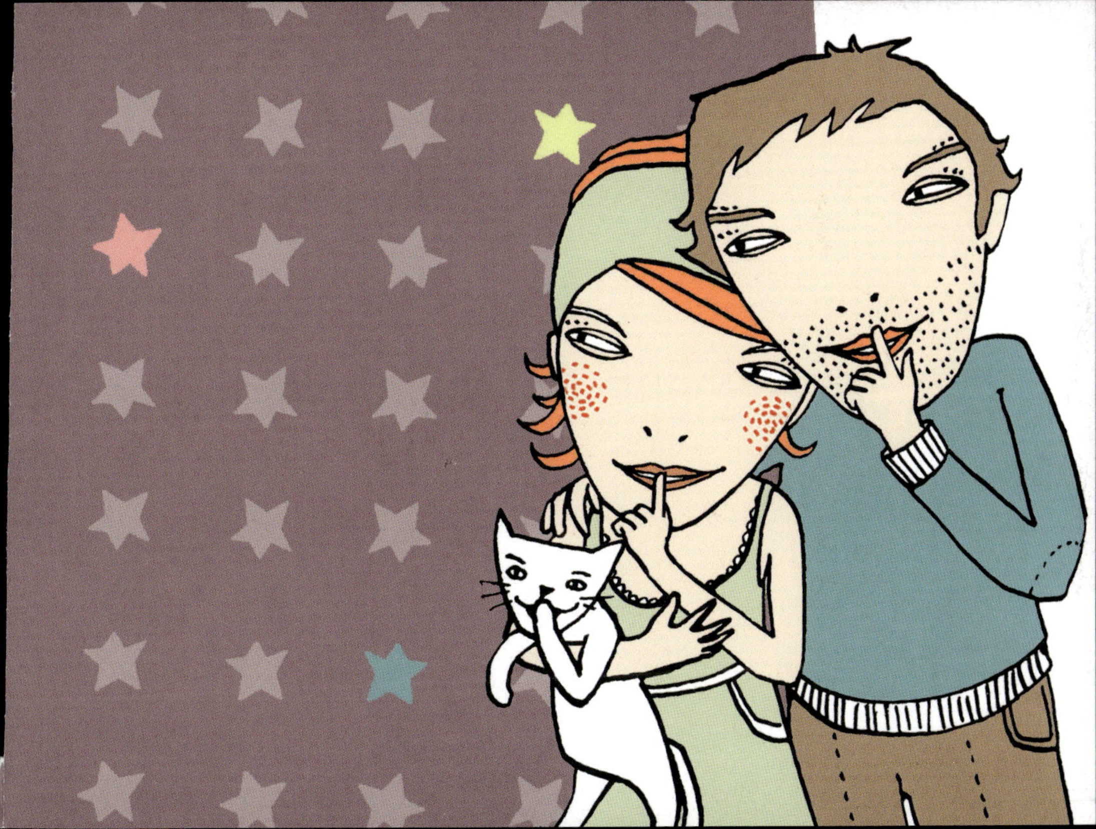

Lassen Sie etwas aus!

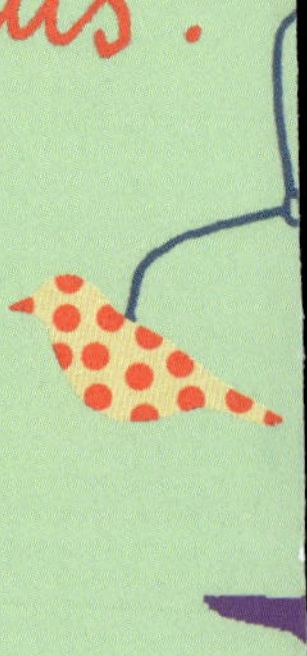

Zum Beispiel einen Kurs: Die meisten elementaren Fähigkeiten erlernen Babys von selbst, daher befriedigen die meisten Babykurse lediglich den Ehrgeiz ihrer Eltern. Ein Säugling entwickelt sich auch ohne frühkindlichen Fremdsprachenkurs und musikalische Früherziehung ganz prächtig. Wenn Sie es stressig finden, mit Ihrem Kind ins Babyschwimmen zu gehen: Pfeifen Sie drauf. Tun Sie, was Ihnen und dem Baby Freude macht, plaudern, spielen, lachen. Verjubeln Sie seine und Ihre Tage: Dafür sind Babys da.

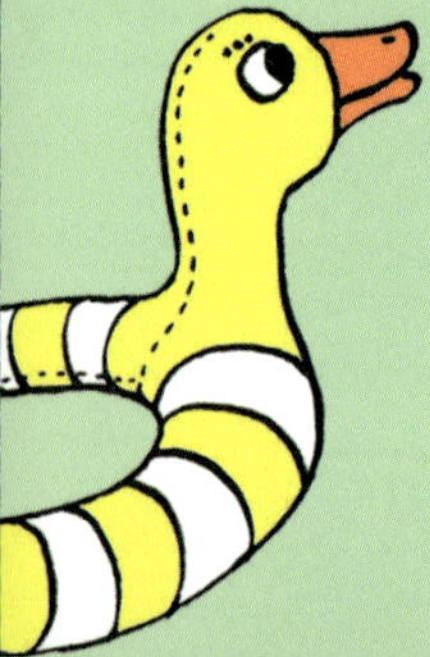

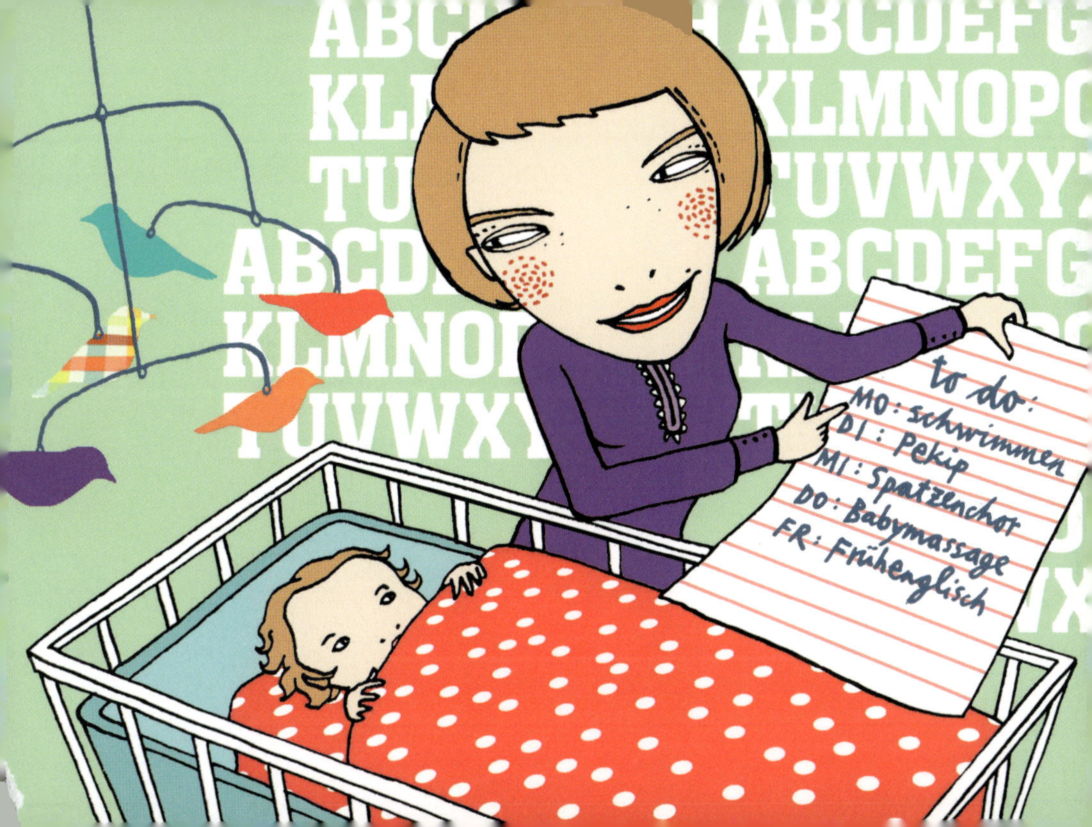
to do:
MO: schwimmen
DI: Pekip
MI: Spatzenchor
DO: Babymassage
FR: Frühenglisch

Vergleichen Sie Ihr Baby nicht!

Ihr Baby ist sowieso das süßeste und klügste, Sie brauchen es in keinen Wettbewerb mit anderen Babys zu schicken. Was, Oleg konnte mit zehn Monaten schon gehen, Medea sprach mit einem Jahr schon ganze Sätze? Erstens: Ist wahrscheinlich gelogen. Zweitens: Wenn nicht, auch egal. Wann ein Baby zu krabbeln, gehen und sprechen beginnt, entscheidet es selbst, also lassen Sie ihm sein eigenes Tempo. Und lassen Sie sich von den Superbaby-Müttern bloß nicht nervös machen.

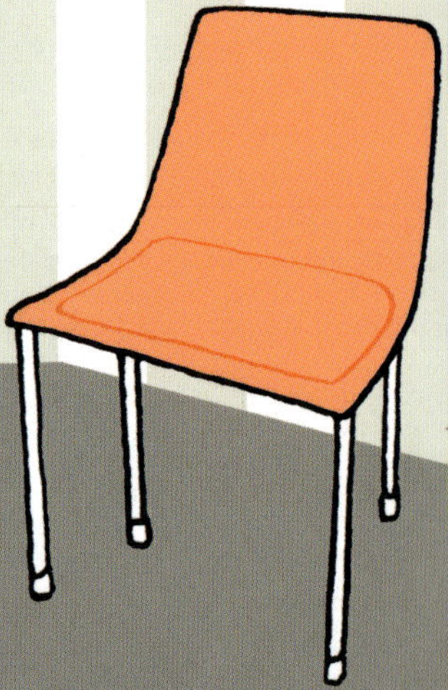

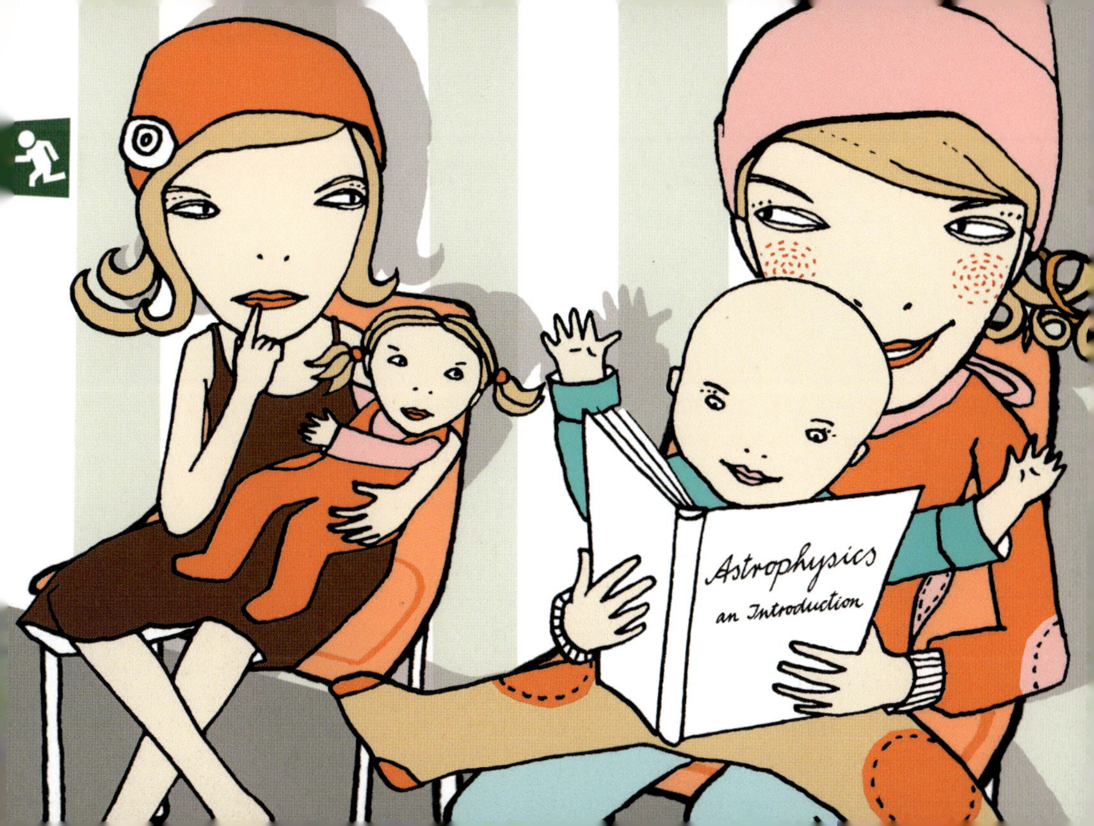
Astrophysics
an Introduction

Lassen Sie sich von Ihrem Baby Leute vorstellen!

Ein süßes Baby (und das sind sie alle) zieht Leute magnetisch an, und bei manchen lohnt es sich, sie festzuhalten. Packen Sie die zugelaufene Oma, ketten Sie die Eltern möglichst gleichaltriger Babys an sich. Gleiche Lebensumstände, gleiche Themen, gleiche Anfängerfehler, gleiche Bedürfnisse, gleiche Sorgen. Das verbindet. Und das macht Freunde: Braucht ja nicht für immer zu sein; kann aber.

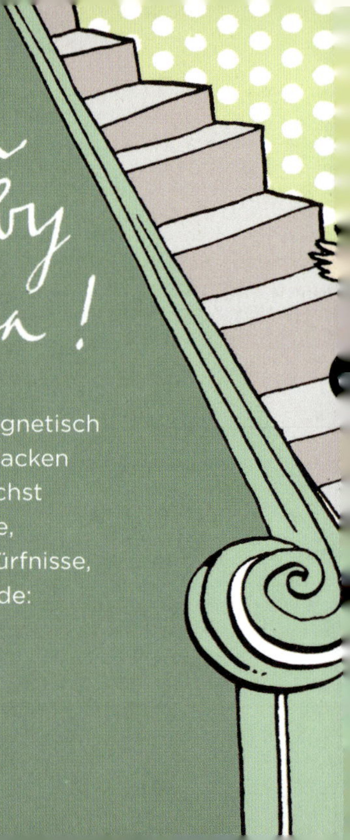

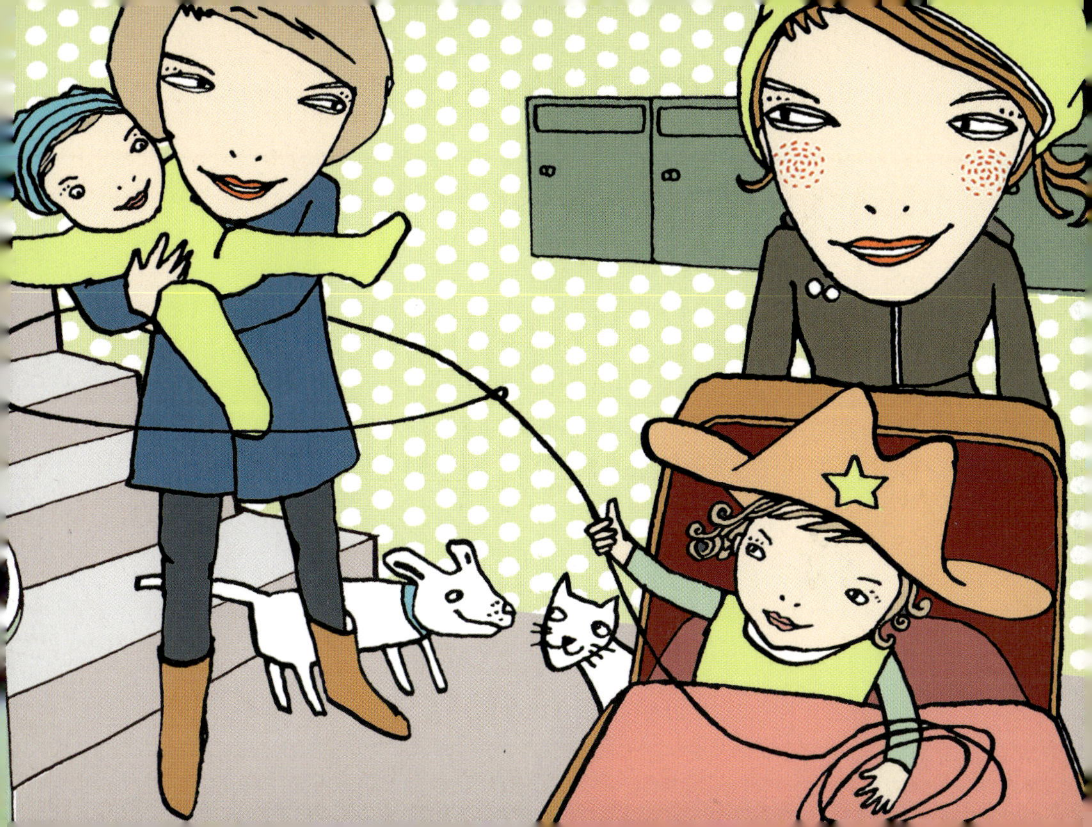

Seien Sie froh, dass Sie noch nicht auf den Spielplatz müssen!

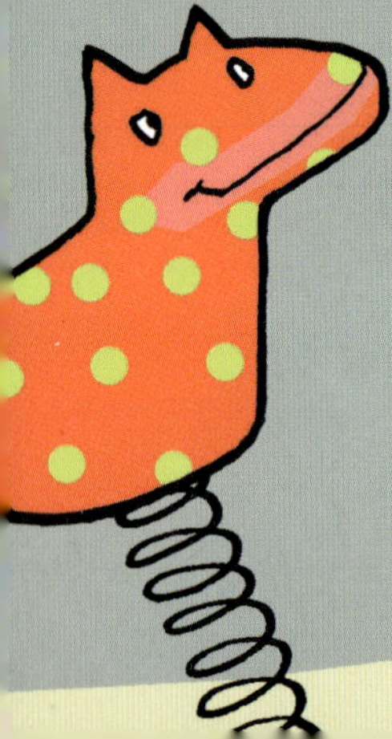

Der Spielplatz ist die Strafe für alle Ihre früheren Untaten, das lernen Sie noch früh genug. Und genau dort müssen Sie jetzt noch nicht hin, wofür Sie dem Himmel danken sollten. Ihr Baby verprügelt noch keine anderen Kinder mit seiner Sandschaufel. Es verspeist noch nicht den Dreck, den es aus seinem Schuhprofil gekratzt hat. Und es fällt nicht Kopf voran vom Klettergerüst – noch nicht.

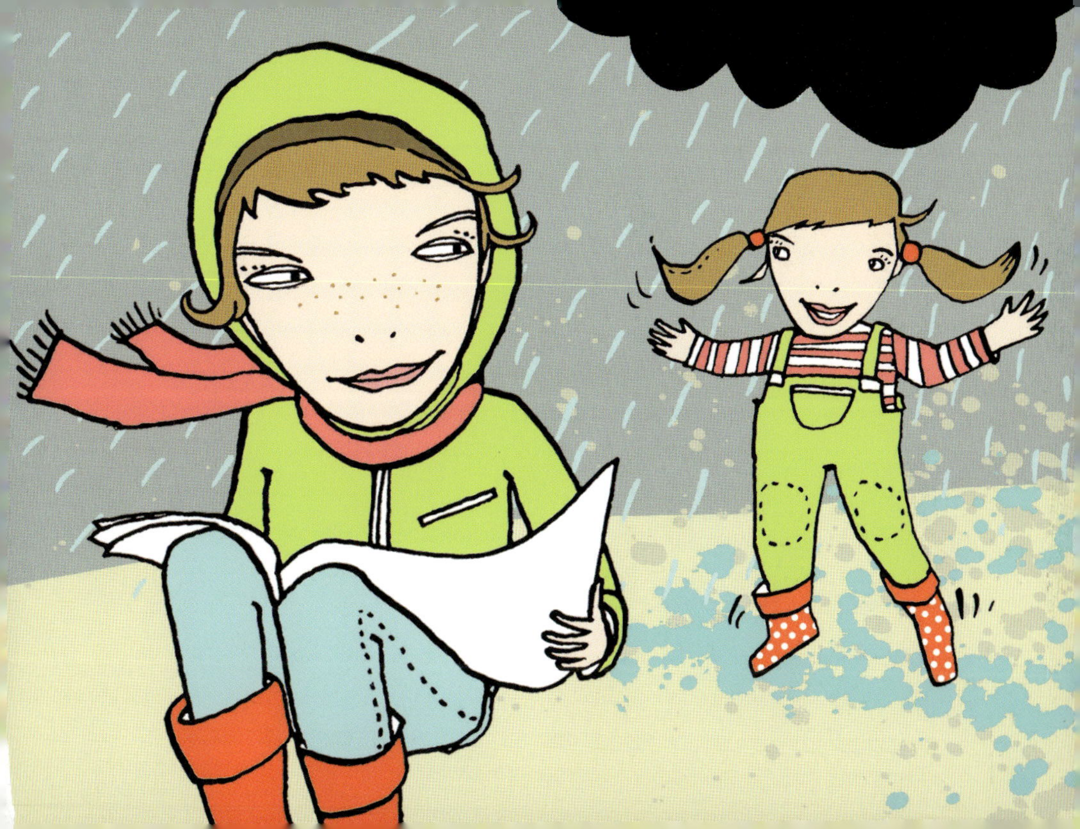

Lachen Sie!

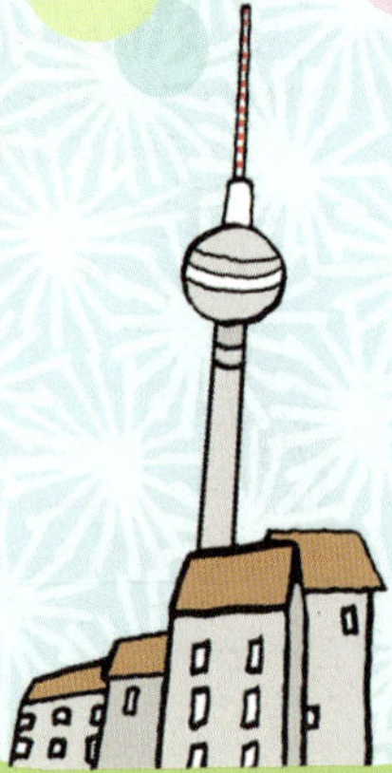

Nur weil etwas ein Klischee ist, muss es nicht zwingend unrichtig sein; Lachen steckt nun einmal tatsächlich an. Vor allem ein Kind – vor allem Ihr Kind, das Ihre schlechte Laune aufgreift, Ihre Ungeduld, Ihren Stress, Ihr Gelächter aber ebenfalls. Es ist nicht immer leicht, aber wenn Sie die Wahl haben: Lachen Sie lieber.

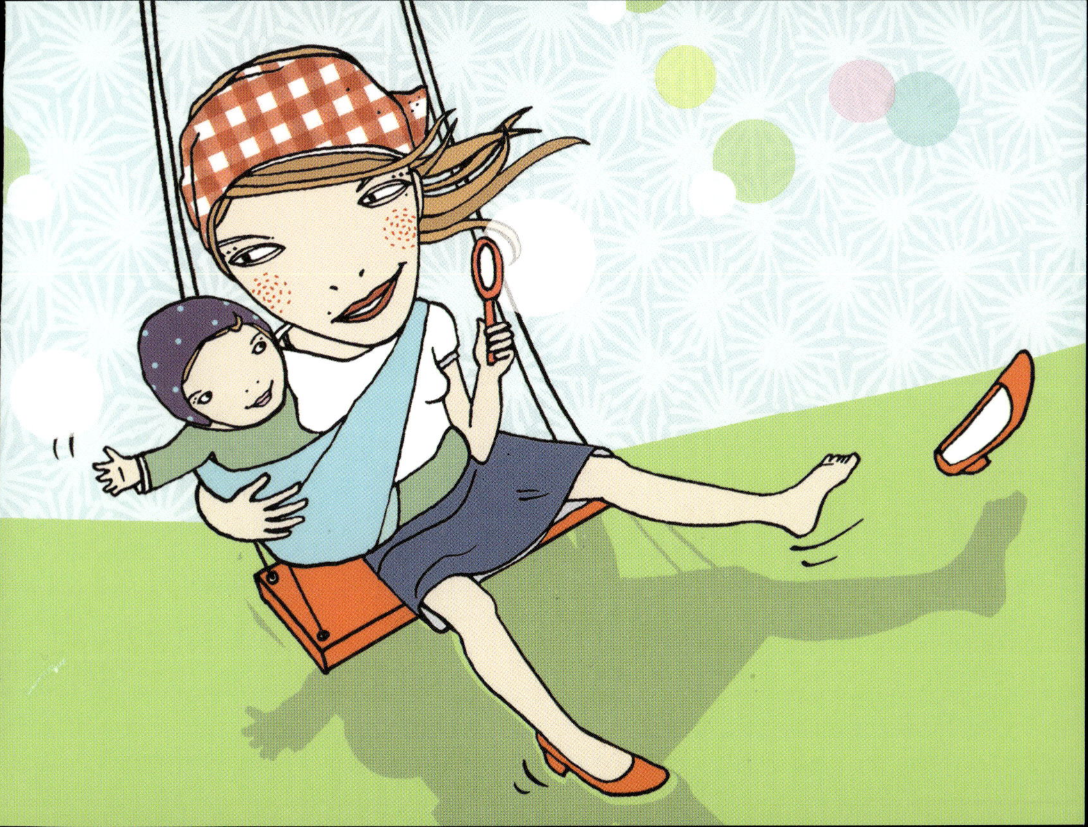

Seien Sie nicht zu ungeduldig!

Nicht mit dem Baby, nicht mit sich selbst: Es wird schon. Es wird schon besser. Es hört schon auf. Es ändert sich schon. Es wird sich schon entwickeln. Dinge beschleunigen zu wollen, endet meistens nur in Frustration. Es geht alles seinen Gang, es braucht alles seine Zeit. Auch wenn sie Ihnen mitunter endlos vorkommt: Später werden Sie sich wundern, wie schnell die Zeit verging.

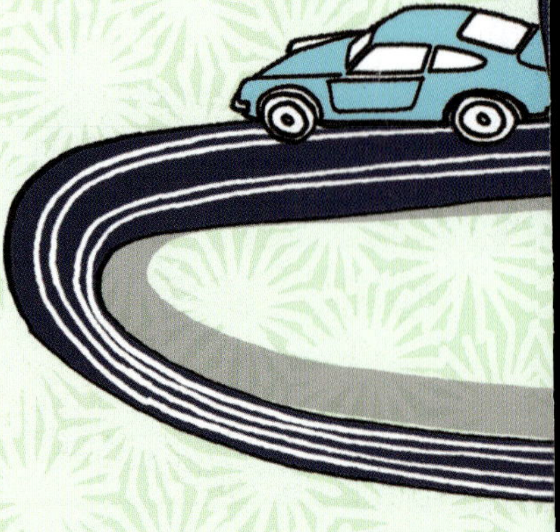

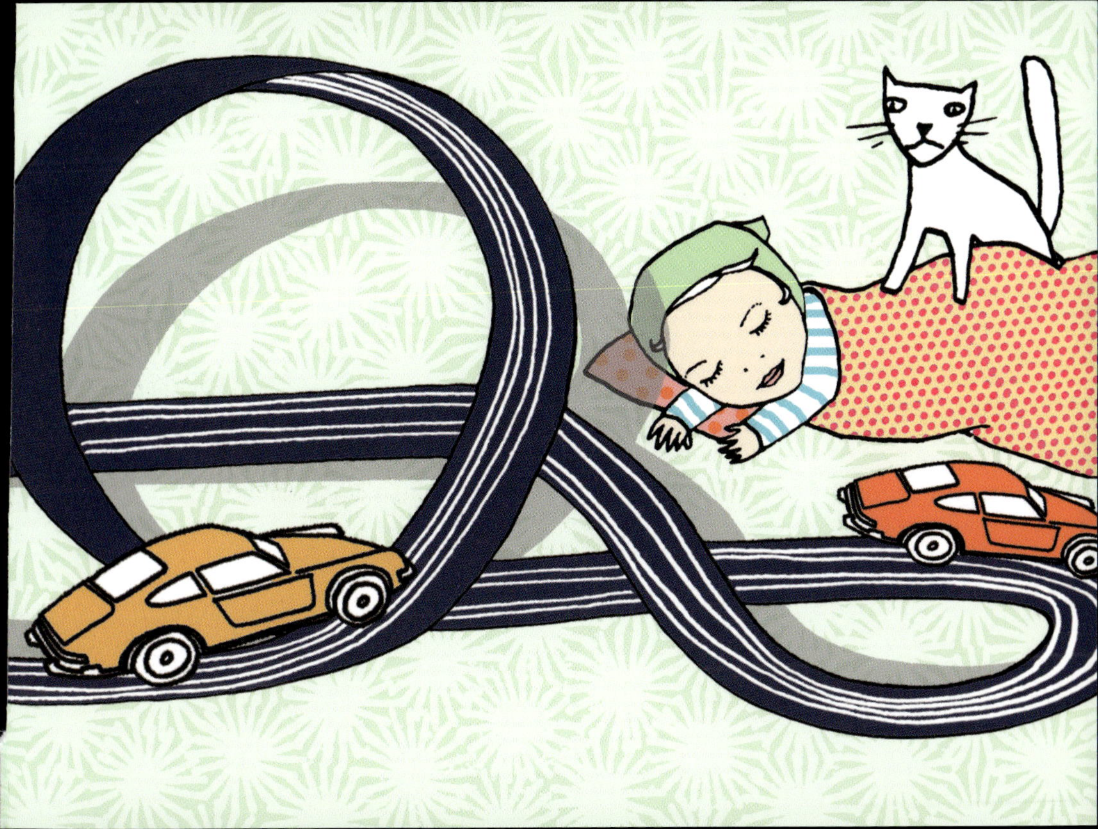

Machen Sie Ihr Ding weiter!

Nicht vergessen: Sie waren schon mal was, nicht nur Mutter. Sie konnten auch mal was anderes als fütternwickelnschmusen. Und wissen Sie was? Das können Sie immer noch, und Sie sollten es nicht verlernen. Jahrhundertelange Erfahrungen zeigen, dass Babys es erstaunlicherweise überleben, wenn ihre Mütter sie für ein paar Stunden einer anderen verantwortungsbewussten Person übergeben: Um sich dem zu widmen, was sie früher taten und konnten. Also tun Sie es, Sie werden es lieben.

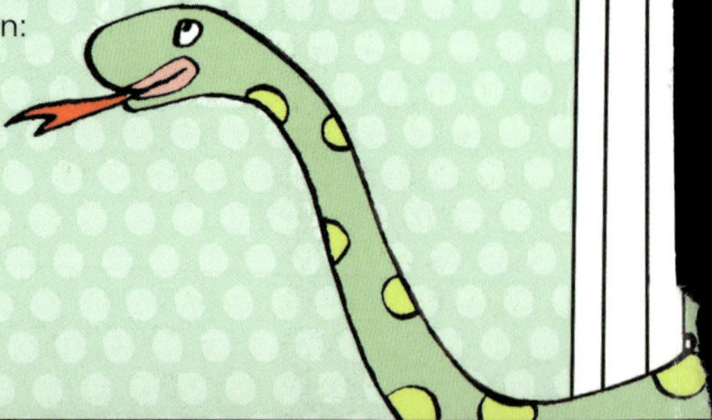

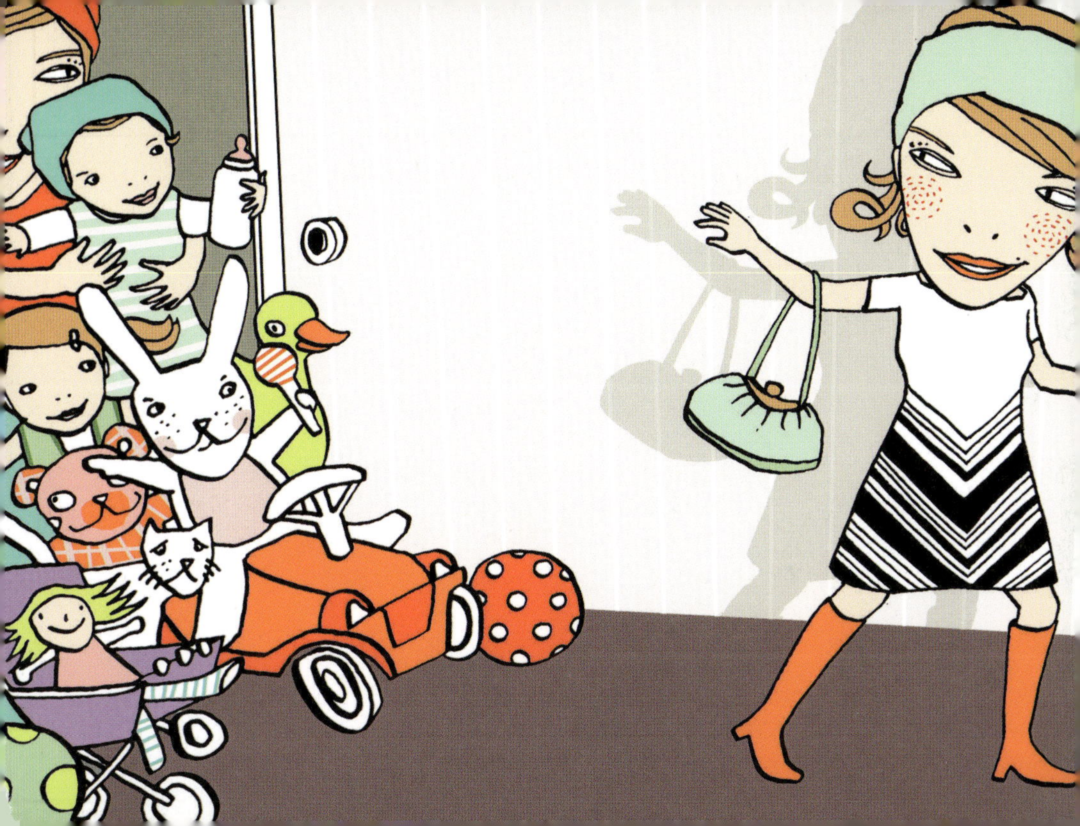

Denken Sie daran: Es wird besser!

Von allen Dingen, die Sie gesagt und versichert bekommen, stimmt eines tatsächlich: Es wird besser. Es wird verlässlich besser. Alles. Der Tag, die Nacht, das Windel-Babysachen-Fläschchen-Lager, in dem Sie hausen. Ihre Figur, Ihre Frisur: Es wird alles gut. Sie werden wieder in Ruhe duschen. Sie werden wieder durchschlafen. Sie werden wieder Zeit für sich haben. Das Leben wird sich normalisieren, mit dem Kind darin. Hundertprozentig: Es wird besser.

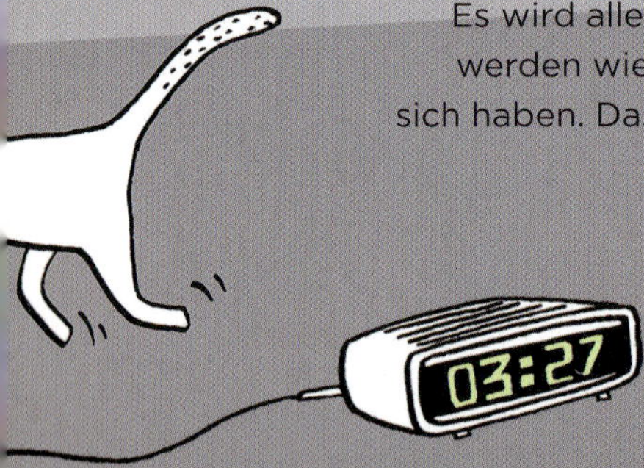

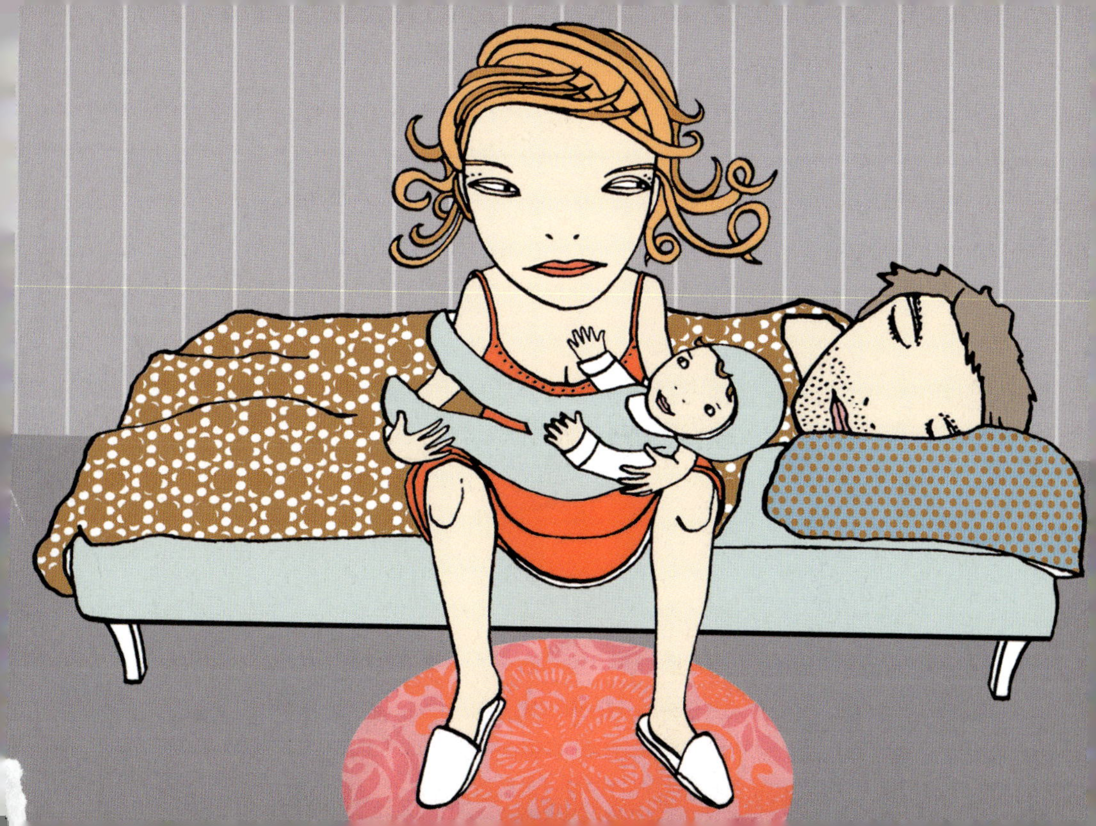

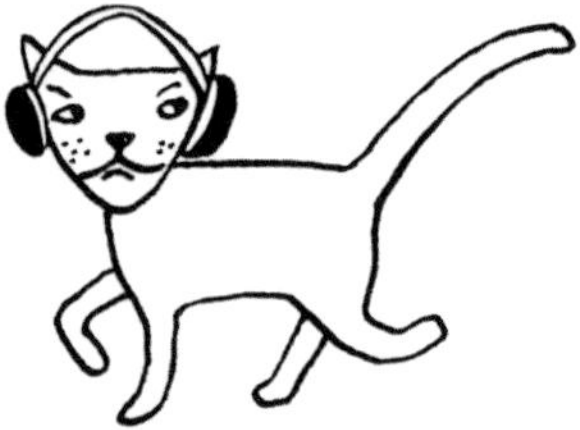

Die Autorin

Doris Knecht wurde 1966 in Vorarlberg geboren. Sie schrieb und schreibt als Journalistin, Kommentatorin und Kolumnistin für diverse österreichische und Schweizer Zeitungen, u. a. Kurier, Falter, Presse, Profil, NZZ und Tages-Anzeiger. Doris Knecht ist Mutter von Zwillingstöchtern und lebt in Wien und im Waldviertel. Mehr auf www.dorisknecht.com

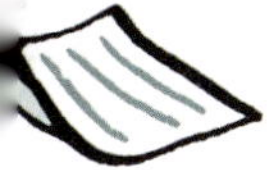

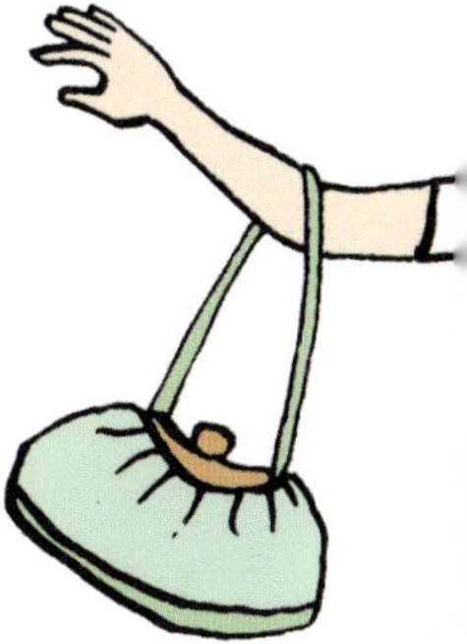

Die Illustratorin

Silke Schmidt wurde 1973 im Westerwald geboren. Sie studierte Literatur in Mainz und Edinburgh, anschließend Englisch und Bildende Kunst an der Humboldt-Universität und der Universität der Künste in Berlin, wo sie 2005 zur Meisterschülerin ernannt wurde. Silke Schmidt lebt als Künstlerin und freie Illustratorin in Berlin. Und nicht zuletzt ist sie Mutter von zwei Töchtern. Mehr auf www.silkeundich.de

KUNSTMANN

Layout & Satz: buero8, Wien
Druck & Bindung: L.E.G.O., Vicenza
ISBN 978-3-88897-596-7